OBSERVATIONS
SUR
LES LAITS RÉPANDUS,

PAR F. PELISSOT.

Practicorum examini subjicitur; an materies lactea corpus aberrans toties ut arbitrantur ad diversas partes corporis deponatur.
An verò sæpiùs ob febrim auctam . . . .
. . . . .
Pus aut materies imflammatoria pro semi coagulato lacte imposuerit, id quidem frequenter accidisse expertus novi.

(a) Stoll. Fæbris puerper. aplur. 791. (a)

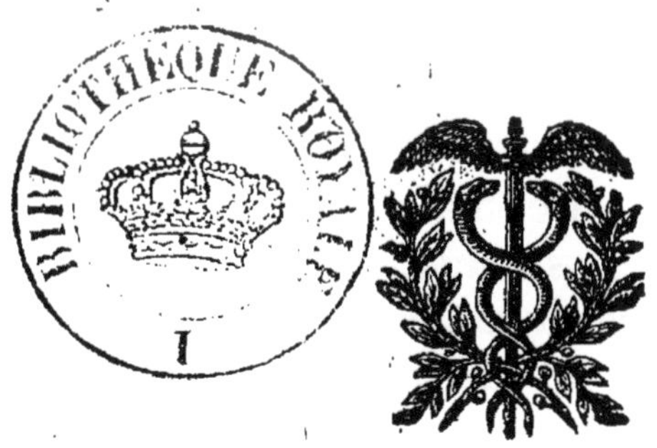

A PARIS,
Et se trouve à Gand, chez d.e Houdin, rue Catalogne.
1807.

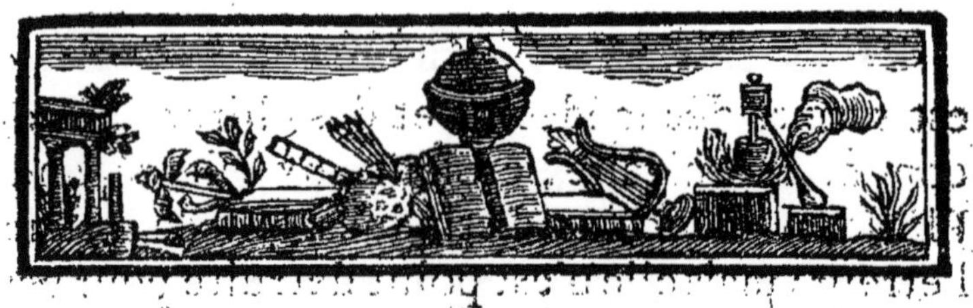

OBSERVATIONS

SUR

LES LAITS RÉPANDUS.

Les Laits répandus sont de ces maladies dont l'art a bien de la peine à déterminer la nature, et plus encore à saisir le caractère spécifique (1); et souvent la maladie à laquelle on donne ce nom, n'a de commun avec le lait que de paraître pendant la couche, et ce n'est que pour me conformer à l'usage que j'emploie cette dénomination fausse et abusive.

Dans la recherche des maladies, nous devons d'abord considérer la structure et les fonctions de la partie qui en est le siége, et avoir égard à ses connexions avec les autres parties. N'est-il point étonnant que la maladie des femmes, la moins rare et pour ainsi dire accessible au doigt et à l'œil, ait été si peu connue? C'est de ce défaut que vient la différence des opinions. Il

(1) *Peryll.* Remède nouveau contre les maladies vénériennes.

est encore des médecins et des chirurgiens qui, comme le vulgaire, croient aux laits répandus. Plusieurs médecins distingués ont déjà signalé l'erreur ; mais elle n'est point détruite pour beaucoup de monde. Souvent les mots sont la cause qui déterminent l'esprit de la véritable intelligence des choses.

Ceux qui ont voulu faire jouer ce rôle au lait, en ont vu par-tout : dans le fluide qui nourrit l'enfant pendant la gestation, dans les lochies, les sueurs, les urines, les selles, les enflûres et la salive, Stoll a fait voyager la bile ; Wagler, l'humeur pituiteuse ; d'autres, l'humeur rhumatique, et les étrangers nous reprochent d'avoir fait voyager le lait et de l'avoir donné pour cause de presque toutes les maladies des nouvelles accouchées.

A l'époque actuelle de nos connaissances, on doit espérer que cette opinion, qui n'a besoin que d'être combattue, sera enfin rejetée. Il n'a pas été plus difficile pour le vulgaire de se livrer à l'idée des laits répandus, qu'à tout autre. L'empirisme se sert de tout, heureux encore quand il ne persuade que ce qu'il croit ! Je n'ai presque jamais fait d'accouchement, qu'une ou plusieurs des assistantes ne m'ait raconté quelqu'événement de cette nature, qui était brodé de manière qu'on voyait que l'accoucheur ou le médecin avait au moins fait le cannevas. Nous ne devons point avoir une soumission aveugle pour ce que quelques maîtres de l'art nous ont laissé dans leurs écrits. Nous leur avons l'obligation de nous avoir donné les premières lumières sur l'art des accouchemens; c'est à nous, en les suivant pas à pas, à examiner si les faits qu'ils ont avancés sont véritables; car ils peuvent s'être trompés, et en se rapportant à l'état des connaissances au temps où ils vivaient, cela est encore plus probable.

Avant que la pratique des accouchemens tombat entre les mains des gens instruits, les médecins chargés de donner des soins aux femmes en couches, étaient exposés à prendre l'effet pour la cause; aussi attribuaient-ils tous les accidens qui arrivent dans cet état au défaut ou à l'abondance des lochies ou du lait: c'était la cause générale à laquelle ils attribuaient toutes les maladies dont peut être atteinte une nouvelle accouchée; et, contens de cette explication, ils ne pensaient point à faire des recherches sur la nature et la cause de ces accidens; les lochies sur-tout les occupaient; ils ont expliqué le reflus de cette matière à leur manière. Il n'est que trop vrai que, du dérangement des lochies, il résulte des symptômes graves, ou pour mieux dire, les lochies dérangées sont la suite des accidens qu'on leur attribue.

Veut-on établir une barrière éternelle entre l'aveugle empirisme et l'exercice éclairé de la médecine? le moyen est facile (1) et sûr; c'est de prendre pour fondement des observations

(1) Pinel.

exactes et rigoureuses, fondées sur l'anatomie et les fonctions des organes. Tout le monde parle des laits répandus : quel est le vrai siége de la maladie ? sur quoi est fondée la description des maladies idéales qu'on trouve dans les auteurs ? Il n'est pas de pays où la médecine puerpérale n'ait tiré parti du lait. Les étrangers se sont laissés séduire, et Michaëlis d'Harbourg a donné un mémoire sur la fièvre puerpérale et son traitement, où il fait jouer au lait un grand rôle dans les explications qu'il donne des différens symptômes. Entr'autres réflexions, il fait observer que cette fièvre attaque plus souvent les femmes qui accouchent pour la première fois, après 30 ans, et qu'une de ses causes les plus fréquentes est l'accouchement laborieux. Ces reflexions, que nous mettrons à profit, nous serviront à prouver qu'on n'eut pas dû attribuer au lait cette fièvre et ses suites.

En vain chercherait-on dans les anciens monumens de la médecine, on n'y trouverait rien qui autorise la domination de fièvre de lait, de dépôt laiteux, &c., et c'est sur parole que nous avons cru ce qu'on nous a dit.

Ce fut en 1759 que Puzos publia un mémoire sur les dépôts laiteux, et c'est d'après son opinion et celle de Monté, que ceux qui l'ont suivi ont écrit depuis et ont perpétué cette théorie dont tous les livres sont pleins. Puzos nous donne ailleurs la réfutation de tout ce qu'il a écrit. Il ne faut pas s'imaginer, dit-il, que la matrice soit, aussi bien que les mamelles, une voie naturelle par laquelle le lait puisse s'échapper aisément, et qui puisse suppléer au défaut des mamelles; l'évacuation du lait est aussi étrangère à la matrice que celles des urines et des selles; ainsi la liqueur blanche, que l'on remarque dans les vidanges et que les gardes appellent le lait pur, n'est autre chose qu'une espèce de matière suppurée qui vient de l'engorgement de la matrice, et il ne s'y trouve de lait que ce qui en est porté avec le sang par les artères de ce viscère.

Walter est le premier qui ait écrit contre cette théorie. Senac, après lui, l'a tournée en ridicule; et, dans un article de son traité du sang, il la combat par les meilleurs raisonnemens. Cela n'a point empêché que depuis on ne l'ait suivie. Cependant les données physiologiques doivent faire renoncer aujourd'hui à ces opinions populaires et fournir des bases plus solides à la médecine spéciale des femmes en couche. Ouvrons les livres où nous devons puiser la véritable science médicale, et étayons-nous de l'anatomie pour savoir ce que nous devons penser des prétendues maladies laiteuses.

Quand la matrice travaille à mettre la femme en état de se reproduire et à donner aux organes, qui doivent servir à cet œuvre important, le degré de perfection qu'elle exige, son corps éprouve une secousse qui va frapper, avec une force particulière, deux parties opposées par leur siége différent et leur fonction, dont l'une est l'instrument immédiat de l'ouvrage de la génération, et l'autre en nourrit le produit (1).

Examinons d'abord la structure des seins. La partie glanduleuse du sein, celle qui travaille le lait, ressemble à des petites grappes de raisins dont les pédicules se réunissent en faisceau, au nombre de 10 ou 12, pour aller se faire jour au sommet du mamelon, qui, pour cet objet, se trouve percé en forme d'arrosoir. Chaque grappe est composée de petits grains, de consistance assez ferme, qui sont destinés à transformer en lait une grande partie du sang que les artères fournissent au sein, comme les glandes salivaires tirent du sang qui leur est apporté, la salive qui humecte la bouche (2). Le sang ainsi transformé en lait, passe au travers des filières glanduleuses du sein, sous cette nouvelle forme, dans le pédicule du corps glanduleux de qui il la tient, de-là dans les autres pédicules formés par la réunion de quelques autres, et enfin dans les pédicules communs qui s'ouvrent au sommet du mamelon; tous ces pédicules ne sont que des canaux d'un très-petit diamètre, cependant capables de se dilater assez pour servir de réservoir à l'humeur laiteuse que les glandes versent peu à peu dans leur cavité. La nature, pendant la grossesse, a disposé les vaisseaux à ce travail. Ils entrent en turgescence, s'emplissent d'un fluide qui n'est d'abord qu'un colastrum; car

(1) Moreau de la Sarthe. Hist. nat. de la Femme.

(2) Œuvres posthumes de Pouteau, 1.er vol., p. 17.

la partie du sang qui devient ensuite du lait, n'est point un fluide distinct, tant qu'elle circule dans les vaisseaux sanguins; et si la diette lactée l'augmente, c'est par la raison qu'elle augmente le chile, le sang et le lait ensuite. A mesure que l'enfant, après l'accouchement, vide les seins, cette secrétion continue, et ils se remplissent de nouveau; bientôt ce liquide s'épaissit; l'habitude facilite cette secrétion, la rend de plus en plus abondante; et quoiqu'il y ait à cela des exceptions, on peut dire, en général, qu'elle augmente en proportion de ce que l'évacuation est plus fréquente et plus complette. Les sucs sont attirés de plus en plus dans les vaisseaux qui fournissent à cette secrétion; mais si la succion n'entretient point cet écoulement, la partie formée séjourne dans le sein, et le sang ne fournissant plus de matériaux, il ne s'en forme plus de nouvelle. Aussi voit-on les femmes qui ne nourrissent plus, avoir leurs règles peu de temps après, ce qui prouve évidemment que le (1) lait n'est qu'un suc nourricier séparé de la masse du sang, et que plus il s'en sépare, plus il s'appauvrit. La secrétion interrompue, ce liquide ne peut pas plus donner lieu à des métastasses laiteuses que la jaunisse survenir quand la secrétion de la bile est entièrement supprimée. Ces métastasses devraient être particulières aux nourrisses, et la portion de lait qui a séjournée dans les seins, et qui est reprise par les vaisseaux qui le rappor-

(1) Morton Phtis., chap. VI.

tent dans le torrent de la circulation, ne peut produire qu'une pléthore de peu de conséquence. Gardons-nous donc bien de prendre à la lettre ces expressions vulgaires de *descente de lait* (1) : la nature lui a préparée des voies pour s'échapper, en partie, au besoin, et l'absorption s'en fait principalement par les veines. Mekel et Walter (2) injectèrent un vaisseau laiteux avec du mercure coulant, ayant soin de suspendre le mamelon afin que la matière injectée ne put s'échapper; le mercure passa aisément jusqu'aux glandes, de-là aux veines mammaires, de-là dans le tronc de la veine axillaire, de sorte que les réseaux des veines, tant externes qu'internes, en furent bientôt remplis. Ayant eu la précaution de lier tous les rameaux veineux, le mercure revint par un autre orifice laiteux qui s'ouvre sur le mamelon. Les tuyaux laiteux s'anastomosent entr'eux par l'extrémité de leurs plus petits rameaux et non par leur tronc. Il y a une communication immédiate entre les vaisseaux laiteux et les veines. La matière injectée passe aussi, mais très-difficilement, dans les vaisseaux lymphatiques : ce sont donc les veines sanguines qui pompent le plus de lait; cette voie est plus libre et plus commode, quand il est nécessaire qu'une grande quantité de lait soit absorbée.

Voilà un champ assez vaste aux erreurs qui

(1) Pinel.

(2) Mekel, *de finib. vas.*

peuvent suivre la facilité de cette résorbtion du lait, que Mekel avait bien sentie et qu'on retrouve dans les livres de l'art... Aussi voit-on les médecins attribuer au lait tout ce qui peut occasionner des suites des couches. Quoiqu'il soit probable et prouvé que cette résorbtion a lieu, comment concevoir que ce liquide, quelque acrimonie qu'on lui prête, puisse produire tant de ravages? On a dit d'abord que du sein le lait se portait à la matrice; mais quel est-il ce moyen d'union qui lie les organes de la génération et les mamelles d'une manière si intime? En vain chercherions-nous à en déterminer la nature; observons ses effets s'ils peuvent nous être utiles. Il est difficile de concevoir que deux parties si éloignées, qui sont dans deux cavités différentes, et dont les moyens de communication ne sont pas plus prouvés, puissent se renvoyer un liquide et le recevoir l'un de l'autre. On a fait, sur les rapports de ces deux organes, bien des hypothèses : on a placé les matériaux immédiats du lait dans l'organe utérin, sur la surface interne du canal intestinal, dans le systême lymphatique, et enfin dans le sang artériel. Quelles sont, encore une fois, les voies qui conduisent le lait de la matrice aux mamelles, *et vice versâ*? On peut dire qu'ici une fonction est la cause d'une autre, et quelque supposition que l'on fasse, la matrice ne peut secréter du lait. Quoique l'écoulement périodique des règles se soit fait par des parties bien éloignées de l'utérus, pourquoi ces observations, qui, dans d'autres cas, ne sont que rares, ont-elles lieu si constamment dans celui-ci? Plusieurs auteurs ont établi cette communication de différentes manières; les uns ont voulu la prouver par l'anastomose des mammaires avec hypogastriques; d'autres par la communication des membranes. Les lois de la circulation ne peuvent s'accorder avec l'effet qu'on veut obtenir de l'anastomose; car si, comme on le dit, les mammaires s'anastomosaient avec les veines hypogastriques, qui recevraient du lait d'elles, pour le porter à la matrice, elles ne seraient plus des veines, mais bien des artères. Ceux qui pensent que la physiologie ne peut être éclairée que par la fine anatomie, et que les symphaties ne peuvent s'expliquer que par ce moyen, ne trouveront pas la raison qu'ils cherchent de la communication entre l'utérus et les mamelles. Il serait plus adroit, comme Reil, d'expliquer ces symphaties par l'habitude qu'ont certains organes d'agir ensemble et de concert. Il arrive tous les jours dans la pratique, qu'en voyant deux effets, nés de la même cause, on ne fait point attention *au pourquoi* qui les a produits. Il y a dans la circonstance dont il s'agit, deux effets, l'un au sein et l'autre à la matrice, qui tous deux viennent de la même cause, qui est l'accouchement. On a coutume de jeter les yeux sur la partie qui éprouve de la douleur; quand la matrice est malade, on ne fait pas attention aux seins, pour savoir s'ils sont flasques ou tendus; cependant il est essentiel de partager son attention entre les seins et la matrice, quoiqu'il soit certain que l'irritation de la matrice se communique plus décidément aux mamelles que celle des mamelles à la matrice. Et si nous admettons les lois de la symphatie, celle des rapports des parties entr'elles, il faut attribuer la flaccidité des seins à l'influence générale de la matrice sur ces parties. Car l'état maladif de la matrice rend les nerfs qui accompagnent les glandes des seins, incapables d'exercer leurs fonctions et de favoriser la secrétion du lait (1).

Il faut rapporter à la symphatie des vaisseaux sanguins les successions des inflammations qui se font soudainement dans des lieux éloignés, sans aucun symptôme de lésion dans les parties intermédiaires (2). La symphatie du bas-ventre avec les autres parties du corps, était connue d'Hypocrate : elle a été éclaircie par les praticiens les plus distingués, qui nous rendent raison de la manière avec laquelle l'irritation, occasionnée aux intestins, peut mettre en désordre toute la machine ; que de faits connus à l'appui de ce principe ! En expliquant par la sympathie les affections des parties éloignées de celle où s'est fait la maladie, on peut se rendre compte de certaines affections à la tête, à la poitrine, au ventre, où il ne s'est point formé de dépôt de lymphe coagulée, de lait, de pus, par le transport de la matrice à la tête,

(1) Hunter, Medical inquir., vol. II, pag. 81.

(2) Barthès, Science de l'Hom., vol. II, pag. 45.

mais bien parce-qu'il s'est établi une inflammation à la tête, dont le résultat a été des dépôts qui ont lieu dans les parties enflammées. En expliquant les maladies des seins, de la matrice, ne pourrait-on pas se demander pourquoi la sympathie de ces deux organes n'est pas toujours réciproque? pourquoi l'effet n'en est-il pas perpétuel (1), comme il devrait l'être si ses causes étaient mécaniques? pourquoi la matière ne se trouve-t-elle pas dans quelque partie intermédiaire? Concluons donc que pour qu'un fait soit relatif à la sympathie de deux organes, il faut qu'on ne puisse attribuer avec vraisemblance, à aucune autre cause, le changement dans l'un de ces organes à la suite d'une affection de l'autre. Nous voyons que dans les secrétions et les inflammations, la nature fait concourir à produire ces effets des parties distinctes de l'organe excrétoire ou enflammé. S'il est vrai que deux organes, doués de la faculté d'opérer des secrétions d'une humeur analogue, ont entr'eux une sympathie particulière, en concluerons-nous que ces deux organes séparent la même humeur? et s'il se fait au pli de l'aine, des dépôts, ce n'est point par la conformité des glandes de l'aine avec celles du sein; et en admettant la continuité de la membrane interne, cette explication n'est pas plus heureuse, puisqu'on ne rencontre pas l'humeur laiteuse dans les parties intermédiaires.

(1) Barthès.

Pour ne pas entrer dans de trop longs détails sur la sympathie, nous la diviserons en générale et en particulière, et celle-ci en continue et contiguë, et nous parlerons du transport des humeurs quand les membranes, le tissu cellulaire et les lymphatiques qui servent à la conduire d'un lieu à un autre, nous en fourniront l'occasion.

La structure de la matrice, bien examinée, peut expliquer les phénomènes qu'on ne saurait expliquer autrement. Ce viscère, qui a la propriété d'augmenter d'épaisseur en se développant, ressemble à une éponge. Le tissu des solides qui le forment est mol et spongieux; la substance cellulaire qui en lie les parties est en très-grande quantité; et ces cellules, pendant la grossesse, contiennent une humeur qui abreuve toutes les parties de ce viscère. Le péritoine en recouvre toutes les régions, excepté la partie qui saillit dans le fond du vagin. Cette membrane forme seule les ligamens larges qui vont s'attacher dans les régions iliaques, après avoir fourni des espèces de gaines aux ligamens ronds, aux trompes de fallope. Ces deux prolongemens du péritoine étendus largement, sont unis ensemble, chacun de leur côté, par un tissu cellulaire très-rare, dans lequel se forme quelquefois des dépôts à la suite des couches. Les ligamens ronds, formés d'un nombre considérable de vaisseaux sanguins, séparés par du tissu cellulaire, sont deux cordons longs et minces qui partent des parties latérales du corps de la matrice un peu au-dessous de l'endroit où commencent les trompes de fallope; ils se recourbent ensuite vers les pubis, pour sortir par les anneaux des muscles iliaques externes, et vont se perdre en se divisant en plusieurs branches en forme de patte d'oie, près et un peu plus bas que le clitoris dans les grandes lèvres et les parties voisines.

Le péritoine qui leur sert de gaine s'enfonce intérieurement entre la matrice et la vessie qu'il recouvre en partie, entre le rectum et l'utérus. Il est essentiel de se rappeler qu'il forme latéralement le long du col utérin un cul-de-sac qu'il ne faut pas perdre de vue pendant l'accouchement. Les vaisseaux sanguins de la matrice perdent leur direction tortueuse à mesure que la grossesse avance, et se développent tellement alors qu'ils ont été pris pour des sinus.

La situation des muscles iliaques, celle des psoas, la structure du vagin, la quantité de tissus cellulaires qui unit les parties molles aux os, celles-ci entr'elles, sont autant d'objets de considérations essentielles. Les vaisseaux lymphatiques sont plus nombreux et moins fournis de valvules chez la femme que chez l'homme. Les glandes lymphatiques sont plus volumineuses, ce qui explique quelques maladies dont nous parlerons dans le temps.

Le produit de la conception adhère à la surface interne de la matrice par du tissu cellulaire

lulaire et des petits vaisseaux qui y attachent le chorion. L'état de grossesse suppose presque toujours la pléthore à laquelle les femmes enceintes sont sujettes ; il y a chez elles un accroissement d'action ; elles sont plus exposées aux oppressions, et supportent mieux la saignée. Après neuf mois de grossesse, le travail détermine l'accouchement ; les contractions de la matrice commencent, son orifice se dilate à mesure que son fond presse sur l'enfant. Les douleurs continuent en augmentant ; la femme accouche, la délivrance se fait sans peine et dans le temps ordinaire : voilà l'accouchement naturel.

Après l'accouchement, la nature n'a plus rien à faire qu'à écarter les débris de l'échafaudage qui y soutenait l'enfant, et reprendre sa première assiette ; l'effet de la contraction de la matrice est d'en resserrer la cavité en tout sens ; ce viscère étant pressé de toute part, les fluides qu'il contenait sont forcés d'en sortir, et la compression n'étant pas égale par-tout, ils s'échappent par l'endroit qui leur offre le moins de résistance. L'affaissement qui a lieu après l'accouchement, la révolution qui se fait par le changement de circulation et par celui des parties qui doivent reprendre leurs anciennes positions, amène un changement dans l'état de la femme, bien digne de considération. Aussi-tôt que l'enfant est hors du sein de sa mère, il s'écoule encore beaucoup d'eaux qui ne s'étaient point échappées après la rupture des membranes. Ces eaux sont un peu sanguinolantes, parce qu'il y a du sang mêlé avec elles, et sitôt que l'arrière faix est tout-à-fait détaché, on voit couler le sang pur, qui continue à sortir un certain temps, parce que les vaisseaux contre lesquels l'arrière faix était attaché et joint, sont ouverts; le sang coule d'abord avec assez d'abondance, la matrice se contracte, les vaisseaux se resserrent, il se forme quelques caillots à leur orifice qui le bouchent; la matrice revient encore sur elle-même, et ses parois se trouvent en contact; il s'y établit nécessairement une légère phlogose qui amène un écoulement séreux comme à une plaie fraiche, par les humidités et par l'état où se trouve la partie où le placenta était adhérent. Le 2e. ou 3.e jour il ne s'écoule plus que la partie la plus séreuse du sang, les vidanges pâlissent, enfin elles blanchissent et prennent la couleur et la consistance d'un pus léger; il transsude aussi à cette époque, de toutes les parois de la matrice, des humidités séreuses contenues dans les cellules de son tissu spongieux qu'elles abreuvent, et qui, par le temps et la chaleur, dégénèrent en une substance plus épaisse, qui les fait ressembler à du lait et qui ne sont qu'une suppuration, comme il en arrive à toutes les plaies. En voilà assez sur la nature, la cause et la couleur des lochies, pour ne pas les prendre pour du lait.

Une heure après l'accouchement naturel, chez une femme jeune, bien portante et tranquille, le trouble qui l'avait accompagné cesse;

l'ordre se rétablit; le pouls, qui était accéléré, redevient presque naturel; la respiration est égale et tranquille; la femme se sent à son aise, sur-tout si, peu de temps après être accouchée, elle a un moment de sommeil, et le pouls est naturel douze heures après, quand elle est tout-à-fait revenue de la fatigue du travail.

L'abord plus ou moins tumultueux du lait dans les mamelles, après l'accouchement, ne dépend point du refoulement des humeurs que la matrice y envoie; la communication des vaisseaux de ces deux parties ne peut justifier cette idée; il y a beaucoup de parties, plus voisines de la matrice, auxquelles il serait plus aisé de s'en emparer; et si le lait se rend de préférence aux mamelles, c'est parce qu'il n'y a qu'elles qui puissent le transmettre commodément à l'enfant. Il y a, sans contredit, entre les seins et la matrice, un commerce de sensibilité qui fait qu'ils partagent ou se communiquent leurs affections. Et quant à la fièvre de lait, elle n'existe que lorsque les seins sont trop tendus par la quantité qui les remplit; et s'il fallait nécessairement de la fièvre pour que le lait se portât au sein, les femmes qui n'en ont point n'y seraient pas exposées à cette époque, et les filles qui auraient la fièvre, auraient du lait. Faut-il de la fièvre pour que les testicules séparent de la semence? en faut-il pour toutes les autres secrétions?

Le 3.e jour le plus ordinairement, quelquefois plutôt, d'autres fois le 4.e, il survient une légère fièvre : le pouls est plein, plus élevé; le sommeil est troublé, la tête pesante; il survient un léger frisson, suivi de chaleurs; les seins commencent à se tuméfier et à s'enfler; ils deviennent douloureux et tendus; cette tension s'étend jusqu'aux bras; la respiration est plus difficile; les lochies sont moins abondantes. Tous ces symptômes se calment dans l'espace de vingt-quatre heures, et se terminent par une sueur abondante sur toute la poitrine : voilà ce qu'on a nommé fièvre de lait, et certainement, comme le pense Wansviéten, le lait n'est point la cause de cette fièvre, qui est occasionnée par la suppuration qui s'établit sur la surface interne de la matrice par le décollement du chorion et de toutes les parties de l'enveloppe de l'enfant, qui laisse des excoriations qui suppurent ensuite; les orifices des petits vaisseaux en font autant, et ils épurent la matrice du sang qu'elle contenait; voilà ce qui détermine cette fièvre qui ressemble à celle qui survient aux autres blessures extérieures, même légères, vers le troisième ou quatrième jour; et si nous faisons attention que dans une blessure le sang coule d'abord en abondance, dès le premier instant qu'il diminue et cesse ensuite, que les bords de la plaie deviennent douloureux et s'enflamment, que la surface de la plaie se couvre de sérosité, ensuite de pus, et que la fièvre cesse quand il est formé, nous verrons, en comparant ce qui arrive à la matrice, exactement ce qui arrive à une plaie; et si le pus ou la matière, qui sort par les vidanges, est quelquefois brunâtre ou fœtide, c'est parce qu'une portion du délivre des membranes ou quelques caillots de sang ont séjourné dans la matrice.

La fièvre de lait, proprement dite, n'a lieu que rarement, et il est plus de femmes qui ne l'ont point que de celles qui l'éprouvent.

Il ne sera pas difficile de prouver que l'accouchement peut offrir bien des complications dont nous ne parlerons pas, et qui peuvent le rendre pénible, difficile, ou forcer l'accoucheur à le terminer par art. Si le malheur, l'indigence, la tristesse, ont profondément altéré l'organisation de la femme pendant la grossesse; si son âge avancé sur-tout a rendu l'accouchement difficile; si la délivrance a été pénible, ou faite par violence et par une main inhabile; si l'accoucheur, tel instruit qu'on le suppose, a dû employer des moyens qu'il n'a pas tenu à lui de rendre plus doux, qu'en résultera-t-il? Un tel accouchement produira nécessairement des accidens qui détermineront la fièvre, qui se développera en raison de la cause qui l'a produite. La matrice communiquera son irritation aux parties qui l'avoisinent et qui l'environnent. Le péritoine, le mésentère, les intestins, l'épiploon, enfin toutes ses adhérences, partageront plus ou moins cet état forcé qui peut causer les accidens qui arrivent aux plaies, aux contusions les plus fortes et plus violentes encore en raison de l'organisation des parties.

Si la femme est déjà affaiblie, les accidens seront nécessairement plus graves. On peut donc dire que la cause immédiate de toutes les maladies qui assiégent une nouvelle accouchée, est un effet de l'accouchement : il serait du moins bien difficile, les trois quarts du temps, d'en assigner une autre. Il est prouvé qu'il meurt peu de femmes enceintes, peu pendant le travail, et beaucoup meurent après l'accouchement et de ses suites. Aussi n'est-il pas rare, après un accouchement laborieux, de voir une femme atteinte de fièvre. Toutes les causes réunies ou séparées dont nous avons parlé, peuvent la produire, et il est à craindre qu'elle n'ait lieu : si le pouls reste accéléré ; si, après le temps nécessaire pour que la femme soit remise de la fatigue du travail, l'accélération continue et augmente avec la fièvre de lait ; si le pouls continue à être accéléré avec le développement de certains symptômes, la femme a ce qu'on appelle une fièvre puerpérale. Wallace Johnson, médecin anglais (1), dit avoir presque toujours reconnu cette maladie à la grande accélération du pouls qui bat jusqu'à 160 pulsations par minute.

Presque tous les auteurs ont cru que cette fièvre était toujours occasionnée par l'inflammation de l'utérus ; mais Ulme a remarqué que

(1) A neew System. of mid-wif.

cette inflammation n'en était pas toujours la cause, car cette inflammation est plus souvent l'effet d'une lésion mécanique de l'utérus dans l'accouchement; et s'il n'est point offensé elle ne survient pas, ou du moins n'arrive que rarement. L'espèce d'inflammation qui suit les hémorragies trop considérables de l'utérus s'accompagne rarement d'une fièvre manifeste, et n'a pas un caractère aigu.

Ainsi que Clarke, ne donnons point de nom à la maladie dont est atteinte une nouvelle accouchée; attachons-nous à découvrir les symptômes à mesure qu'ils se présentent, sans nous laisser aller à un systême ou à l'autre; cette méthode peut éclaircir les observations qu'on a faites, et les ranger dans la classe où elles doivent être.

Qu'il nous suffise de dire qu'une fièvre de cette nature ne ferait pas succomber, dans un si court espace de temps, une femme qui ne serait pas nouvellement accouchée, et qu'elle ne peut être ce qu'elle est, que par l'accouchement. Cette maladie attaque le plus ordinairement les femmes âgées qui accouchent pour la première fois; toutes les observations que j'ai recueillies du journal de médecine, celles que cite Pasta de son épouse qui en mourut, celles que m'a offertes ma pratique me le prouvent. La faiblesse est presque toujours le symptôme dominant de cette fièvre, et le nom de travail suppose nécessairement l'idée de fatigue. Ainsi la contraction de la matrice, continuée pendant long-temps, la compression violente qu'exerce la tête de l'enfant sur les parties de la mère, la dilatation forcée de la matrice, le délivre tiraillé ou arraché, expose ce viscère à souffrir de violentes contusions, des chocs, des compressions, &c. Les parties trop tendues perdent la faculté de réagir; celles qui sont fortement contuses tombent dans un état voisin de la gangrène; celles qui sont tiraillées se déchirent et irritent celles auxquelles elles adhèrent. Des surfaces naturellement humectées offrent une aridité et une sécheresse occasionnées par leur contact. Le tissu cellulaire cède à l'influence des sucs qui l'engorgent; toutes les parties voisines participent plus ou moins de cet état, et au milieu de tous ces ravages la fièvre se déclare.

Que d'auteurs à citer, en parlant de cette maladie! Sthroter est le premier qui l'ait décrite (1); Chaumel, Hulme, Puzos, Raulin, Doulcet, Doublet, Leake, White, Kirkland, Laroche, Bursérius, Gasc, et plusieurs thèses soutenues dans ces derniers temps, ont donné à cette maladie différentes causes. Quoique ces écrits aient beaucoup (2) contribué à détruire des préjugés, nous devons croire qu'aucune fièvre ne mérite le nom de puerpérale que celle qui est la suite de l'accouchement. Toutes les maladies qui attaquent les nouvelles accouchées sont moins dangereuses à mesure qu'elles s'é-

(1) Criticon febrium.
(2) Cullen, notes de Bosquillon.

loignent du terme de l'accouchement, et que celles sur-tout qui leur sont le plus funestes, sont celles qui les attaquent dans les 24 premières heures La fièvre puerpérale est produite par toutes les causes qui peuvent affecter les organes dans une couche. La nouvelle accouchée éprouve du mal-être; un frisson plus ou moins facile à distinguer, qui est suivi d'une fièvre ardente et d'une telle accélération du pouls, qu'on a de la peine à en compter les pulsations; les lochies diminuent ou se suppriment; la femme éprouve des anxiétés, les seins s'affaissent et se flétrissent; l'abdomen devient le siége d'une douleur violente, il ne peut même soutenir le poids des couvertures, ce qui ne laisse aucun doute sur l'inflammation de cette cavité où est le siége de la maladie. Les nausées surviennent et sont suivies de vomissemens fréquens, d'envie d'aller à la selle. Le bas-ventre devient encore plus douloureux, plus sensible au tact; ces symptômes vont rapidement en augmentant; enfin le météorisme survient, ainsi que le hoquet, la diarrhée et enfin la mort qui termine ordinairement la maladie dans l'espace de cinq ou six jours.

Si la maladie est moins intense, et que la malade survive, il y aura d'autres symptômes; et, comme le vulgaire, ne les attribuons point à la matière laiteuse en la faisant voyager à travers l'organisation, en disant comme lui que, suivant qu'elle s'arrête sur le cerveau, la poitrine ou quelqu'autre partie, elle produit le délire, la manie, l'apoplexie, la péripneumonie, des dépôts, &c. La médecine est trop éclairée aujourd'hui pour faire dépendre de cette cause les accidens qu'on lui prête. La suppression du lait est l'effet et non la cause de la fièvre; communément elle ne survient que quand la maladie est portée à un degré considérable, et la flaccidité des seins est le produit de l'état inflammatoire et d'atonie qui supprime toutes les secrétions. On peut en dire autant de la suppression des lochies; et il y a ici une cause locale plus immédiate, puisque l'effort a porté spécialement sur les parties qui les produisent. Si le lait produisait cette fièvre, pourquoi ce fluide ne formerait-il pas des maladies dans tous les vaisseaux? pourquoi n'y a-t-il que quelques parties affectées de préférence? Dans les maladies graves, la tête est quelquefois affectée pendant plusieurs jours; on la voit se dégager tout d'un coup, et le ventre ou la poitrine s'affecter ensuite du même degré d'embarras qui était à la tête : il faudrait donc que le lait, dans les cas où il en arrive ainsi après l'accouchement, passât de la tête au ventre, *et vice versâ*. Comment cela pourrait-il se faire ainsi? Il est prouvé que le lait, absorbé par les veines, va subir une nouvelle circulation, et que les vaisseaux sont si tenus qu'on n'a pû y faire pénétrer que le mercure; et que les huiles mêmes, les liqueurs colorées qu'on a voulu y faire pénétrer ne l'ont pas pû, ce qui suppose une grande ténuité et un temps assez long pour le trajet, et l'impossibilité de produire les accidens, les stases et les dépôts qu'on a cru trouver.

Si la fièvre était due au lait, pourquoi n'aurait-elle pas lieu chez les femmes qui ont nourri six ou huit mois et qui cessent de le faire? pourquoi a-t-elle lieu chez celles chez qui cette secrétion ne se fait pas du tout? Le délire, la manie ont lieu plus fréquemment dans les fièvres puerpérales que dans les autres, parce que les parties affectées sont plus irritables: l'empire des viscères du bas-ventre sur ceux de la tête est très-grand, et on voit tous les jours des altérations de la raison tirer leur origine de la lésion des viscères du bas-ventre; et quant au délire subséquent il est occasionné par la faiblesse.

Cette fièvre peut, plutôt que beaucoup d'autres, se compliquer de miliaire, et la couleur blanche de cet exanthème ne prouve rien; elle varie selon les individus; elle est ordinairement rouge chez les jeunes gens, blanche chez les enfans et chez les femmes. Quand la miliaire a lieu, il y a toujours fièvre, tension et douleur du bas-ventre; elle est souvent accompagnée de délire et d'autres accidens graves; et Bianchi n'aperçut autre chose dans le cadavre d'une femme morte en couche d'une miliaire, que la matrice enflammée. Tous les auteurs et *Sauvages* ont jugé de l'intensité de cette fièvre par l'état où ils supposent la matrice.

L'éruption miliaire blanche ne dépend donc

pas du lait, mais bien de la chaleur, d'un état inflammatoire et des sueurs qui portent au dehors avec elles une matière engendrée dans le sang. L'état de la peau est plus disposé à laisser passer cette éruption; un travail long, pendant lequel la transpiration a été forcée, les vomissemens, la fièvre y disposent; et peut-être, comme l'a pensé Hoffman, l'estomac et les intestins qui n'ont point été convenablement évacués pendant la grossesse y disposent-ils aussi. La faiblesse y contribue sans doute, puisque ceux qui ont été affaiblis par de grandes évacuations, et sur-tout par celle du sang, y sont plus exposés quand ils ont des sueurs. On a même vu des femmes qui, sans être nouvellement accouchées, y ont été sujettes par des règles trop abondantes ou par des fleurs blanches (1) continuelles; des hommes mêmes l'ont gagnée à la suite des plaies par lesquelles ils avaient éprouvé de grandes hémorragies. On voit aussi la miliaire survenir aux fièvres putrides qui sont accompagnées d'une grande débilité.

Quarin a fait l'observation bien juste que la fièvre des nouvelles accouchées n'est pas essentiellement inflammatoire. Celles qu'elles éprouvent sont dues au mauvais régime pendant la grossesse ou la couche; celles à qui on a fait d'abondantes saignées, et qui, pour un léger mouvement de fièvre, ont pris des potions échauffantes où entrent la liqueur d'Hoff-

(1) Edimb. pract. Art. miliaire.

man ou le camphre, sont plus sujettes aux fièvres exemthématiques.

Est-il étonnant que la fièvre des nouvelles accouchées prenne le caractère de l'épidémie régnante? Sarconne a observé qu'en quelque temps que les femmes fussent attaquées de la maladie qui régna à Naples en 1764, il était très-rare qu'elles en réchappassent, à moins que l'avortement ne suivit dans les premiers jours de la maladie seulement. Dans tout autre cas, ç'en était fait de leur vie, ainsi que de celle du fœtus: quelques-unes parvinrent heureusement jusqu'au terme ordinaire de l'accouchement, et celui-ci, tout régulier qu'il était, fut pour un grand nombre une occasion de tomber dans la maladie épidémique dont l'issue fut ordinairement malheureuse.

Hipocrate avait fait la même remarque pendant une constitution épidémique qui eut lieu à Thase, dans laquelle on trouve une observation conforme à celle-ci et à celles qui ont été faites en France et ailleurs, relativement à la mortalité des femmes en couche lors de quelque épidémie. Il y en eut une à Paris en 1664, et une en Angleterre en 1788.

Au milieu de tous les symptômes de la fièvre, la cavité du bas-ventre se prend et s'affecte; l'inflammation est plus ou moins intense, selon les causes qui l'ont produite; et eu égard à ces causes, elle peut être, vu la texture de l'organe, comparée à ce qui arrive aux plaies contuses très-fortes. Il y a, comme l'a très-bien dit Pinel, une espèce de parité entre l'état de la matrice et celui de semblables parties qui auraient été violemment frappées d'un corps contendant.

Si l'inflammation est vraie, elle parcourt toutes ses périodes, et l'inflammation des intestins du péritoine et de l'épiploon sont souvent la suite de celle de l'utérus; des observateurs attentifs ont vu qu'elle arrivait souvent dans les cas de lésion de la matrice pendant l'accouchement. Ce n'est donc point l'inflammation des autres viscères du bas-ventre qui occasionne la fièvre puerpérale, mais bien l'inflammation de la matrice qui se communique aux autres viscères par un contact médiat ou immédiat; c'est ce qui constitue la sympathie continue ou contiguë dont nous avons parlé.

L'inflammation de la matrice et de ses dépendances, quelque soit la cause qui l'a produite, peut avoir différentes terminaisons, et c'est celle par la suppuration qui nous occupe.

Avant de parler de la suppuration proprement dite, nous devons observer qu'à la suite des inflammations des membranes séreuses, il se forme souvent une extravasation d'une humeur lactiforme, qui n'est autre chose qu'une exsudation de la surface interne des membranes. Ce fluide est transparent, muisible à l'eau, coagulable et composé d'une matière albumineuse.

Outre les mêmes apparences d'inflammation que chez les hommes, on trouve communément dans les cadavres des femmes mortes de la fièvre puerpérale, une sérosité abondante avec un grand nombre de flouons blancs, qui l'ont fait prendre pour du lait, et qui n'est qu'une exsudation des membranes, et qu'on trouve aussi chez les hommes morts à la suite de coliques inflammatoires.

Rappellons quelque point d'anatomie essentiel à notre sujet : le tissu cellulaire, qui penètre, divise et environne toutes nos parties, a une prédominance d'action chez la femme, surtout aux (1) époques de la grossesse et de l'accouchement, et se trouve spécialement affecté dans la foule des maladies qui en sont la suite ; aussi est-ce dans le tissu cellulaire que se forment les dépôts purulens, et les replis du péritoine qui forment les ligamens ou leur enveloppe, expliquent la route qu'a suivi le pus pour venir se faire jour au dehors; on en a trouvé dans les régions de la vessie; on l'a vu sortir avec les urines par le rectum, former des dépôts à l'ombilic, aux aines, aux extrémités inférieures, &c.

Outre l'exsudation inflammatoire des membranes, la matrice engorgée contient dans ses parois épaissies de la matière purulente ; les cavités des trompes de fallope en contiennent; les parties relachées cèdent à l'influence des sucs qui les abreuvent ; toutes les humeurs arrêtées dans leur cours s'arrêtent ; les vaisseaux

(1) Moreau de la Sarthe.

des parties voisines ne les repompent plus; il se forme des amas. Presque toutes les maladies des viscères, qui ont beaucoup de glandes autour d'eux, sont accompagnées de leur engorgement; et Soemering dit avoir vu les vaisseaux absorbans se gorger de pus, au point qu'on les sent, qu'on les voit, qu'ils sont douloureux, et que même, après la mort, ils ne se désemplissent pas.

Dans les viscères du bas-ventre, les vaisseaux absorbans sont en très-grand nombre; le liquide qu'ils contiennent est plus blanc dans le bas-ventre qu'ailleurs, il l'est encore plus à mesure qu'ils approchent du mésentère : le tissu des glandes présente une pulpe molle, flexible, celluleuse, pénétrée d'un suc blanc séreux, plus tenu que le lait qui se coagule par la chaleur; comme le système lymphatique trouve son origine dans l'intérieur des intestins, il contient, pendant le temps de la digestion, un fluide blanc qui n'est que le chile, et qu'on a pris pour du lait; le mouvement rétrograde de ce liquide a servi à Darwin pour expliquer plusieurs phénomènes, relativement sur-tout à ce qu'on assure avoir vu couler du lait dans la cavité des intestins.

Quant aux évacuations blanches, abondantes, qui arrivent par la vulve aux femmes qui cessent d'allaiter, est-il étonnant qu'une secrétion augmente à mesure qu'une autre diminue? La faiblesse n'occasionne-t-elle pas ce flux blanc?

On

On voit des urines blanches survenir après quelques maladies; elles sont la crise de plusieurs affections des membranes, celle du croup quand il se termine heureusement. La matière suppurée, rendue par les selles, s'explique par le voisinage du rectum avec l'utérus, ou par l'absorption.

La matière trouvée dans le bas-ventre des personnes mortes de l'opération de la taille, lorsque le calcul s'étant brisé, la vessie a beaucoup souffert par l'introduction des instrumens, ressemble beaucoup à celle qu'on a trouvée dans le bas-ventre des femmes mortes des suites de l'accouchement. M. Richerand a fait, à ce sujet, des rapprochemens intéressans; il prouve que le péritoine a été le moyen qui a propagé l'inflammation, et s'il y a de l'analogie avec la matière, il y en a avec la cause qui l'a produite.

Pour ne rien laisser à l'empirisme, disons que la matière suppurée, trouvée dans la cavité du bas-ventre et le voisinage de l'utérus, dans les ligamens, entre les muscles iliaques et les psoas, vers l'articulation du fémur, peut convaincre de l'erreur plutôt que la confirmer, puisqu'on a trouvé une matière semblable dans les cas où on ne saurait soupçonner le lait. Haller dit qu'on en a trouvé sept livres dans le bas-ventre d'un jeune homme; Lieutaud l'a vue dans le bas-ventre d'une fille de sept ans. Morgagni en a trouvé dans le péritoine d'une femme qui n'était point morte des suites de couche.

Je l'ai vue dans les dépôts lombaires; on l'a trouvée dans le péricarde, et le cœur était enduit d'une humeur caseuse; on l'a vue dans le liquide évacué par la ponction, dans les glandes conglobées ; et Appendik, qui ne l'a point prise pour du lait, l'a trouvée dans le bas-ventre d'une femme morte d'une fièvre gagnée le troisième jour après l'accouchement, pour s'être exposée au froid.

La nature du pus doit différer selon les parties où il se forme, et le temps qu'il a séjourné dans les abcès influe sur sa couleur. Le pus distillé donne un phlegme d'une nature légèrement laiteuse; comme la gelée animale, il se fige au froid, se liquéfie à une douce chaleur; c'est le mélange de la sérosité qui le rend coagulable; il s'aigrit comme le lait; l'acidité se change en une odeur de fromage pourri; et comme les chairs, en se corrompant, il passe par la fermentation acide.

Les sueurs laiteuses sont un moyen échappatoire, et les partisans des laits répandus leur ont trouvé une odeur aigre. Morgagni a trouvé la même odeur aux sueurs dans les fièvres malignes; Ludowik, dans les fièvres pourprées; Hamilton, dans les fièvres miliaires. Elles avaient la même odeur chez une femme atteinte de ramollissement des os; pourquoi ne la trouverait-on pas chez les femmes en couche, aux lochies, qui ne sont qu'une matière suppurée qui contient beaucoup de lymphe? Dans la supposition que la femme ait du lait, cela ne doit point paraître étonnant, puisque les linges imbibés de ce liquide, peuvent aisément contracter cette odeur acide. Je puis assurer ne l'avoir pas plus trouvée chez les femmes atteintes de fièvre puerpérale, que dans toute autre maladie, quoique j'aie vu plusieurs fois les sueurs être la crise qui terminait plusieurs accidens après la couche.

On a improprement nommé dépôts laiteux tous les abcès qui arrivent aux nouvelles accouchées, excepté ceux qui arrivent aux seins.

Il peut se former, à la suite de la fièvre, une suppuration qui peut avoir lieu dans différens endroits de la cavité du bas-ventre, et cette matière suppurée, provenant du tissu spongieux de la matrice et de ses environs, peut former des dépôts; les symptômes qui les annoncent ne sont pas toujours sensibles; il y a d'abord des engourdissemens, puis douleur à la partie supérieure de la cuisse, aux aines, dans une des régions iliaques, où ils ont lieu le plus ordinairement. La fièvre augmente, il survient des aphtes, le dépôt fait bosse dans l'endroit où il veut aboutir.

Il arrive souvent qu'à la suite des inflammations du péritoine, il se forme (1) des adhérences; il se trouve aussi des espaces intermédiaires où il ne s'en forme point, et c'est souvent dans les endroits qu'il se forme des abcès qui aboutissent au dehors et même à l'ombilic.

(1) Medical comment., vol. 3, part. I, page 327.

Le pus qui est contenu dans les replis du péritoine, dans les ligamens de la matrice, se fraie un chemin, s'il n'y a point d'adhérence qui l'en empêche, dans la cavité de l'abdomen où le péritoine (1) lui facilite le passage: il se rassemble dans le tissu cellulaire qui unit le péritoine au bassin, il fuse entre les muscles psoas et iliaques autour des ligamens larges, s'insinue aussi par la gaine du péritoine qui forme les enveloppes des ligamens ronds, et vient, en les suivant ainsi, former des dépôts au pli de l'aine et aux grandes lèvres. En passant par l'anneau des muscles obliques avec les ligamens ronds, quelquefois en se glissant sous l'arcade crurale, la matière filtre sous les muscles de la cuisse, au moyen du tissu cellulaire, y forme des engorgemens et descend même jusqu'à l'articulation du genoux, où elle a formé quelquefois des dépôts; il y a souvent claudication. Si cette suppuration se fait dans le corps même de la matrice, dans son tissu spongieux, il s'y forme aussi des abcès qui s'ouvrent dans la partie où ils trouvent le moins de résistance, et la matière sortie par la surface interne de la matrice, sort par son orifice et vient se mêler avec les lochies. Elle peut aussi s'évacuer par la vessie ou le rectum; le voisinage de ces parties qui touchent à la matrice, explique aisément la possibilité d'une ouverture qui livre passage au pus dans la vessie ou le

(1) Medical comment.

rectum : ces exemples ne sont pas rares. Ces dépôts sont quelquefois chroniques, deviennent (1) fistuleux et durent plusieurs mois. La suppuration qui en sort est presque toujours de mauvaise nature, moitié aqueuse, moitié laiteuse, marbrée, semblable à du fromage ou de la graisse fondue.

Choisissons des exemples de dépôts à-peu-près semblables, étrangers à notre sujet, pour en mieux prouver la possibilité et le mécanisme.

Ne voit-on pas les dépôts lombaires, occasionnés par la carie des vertèbres, former une tumeur molle, indolente, avec fluctuation à la partie latérale de l'épine, dans l'articulation du fémur avec les os des iles; le pus s'insinue le long des muscles psoas, passe sous l'arcade crurale, vient former une tumeur à l'aine, au pli de la cuisse; le pus est séreux et ressemble à du petit lait trouble; les accidens sont les mêmes; il y a souvent claudication, comme cela arrive à quelques femmes à la suite des dépôts à l'articulation du fémur. Quand le pus du dépôt des reins (2) gagne le tissu cellulaire environnant, qu'il descend le long des uretères jusque dans l'excavation du bassin, et qu'il abreuve toutes ces parties, la mort est inévitable : il reste quelque ressource si le pus, au lieu de s'infiltrer dans le bassin, fusait sous le péritoine, le long des vaisseaux sper-

(1) Mauriceau.

(2) Desault, Maladie des voies urinaires.

matiques, et venait enfin former une tumeur à l'aine ou à l'arcade crurale.

Quelquefois des adhérences utiles des viscères entr'eux (1) ont procuré une issue au pus qui s'est évacué par la vessie, l'anus ou le vagin. A l'inspection du cadavre d'une femme qui, depuis long-temps, se plaignait de douleur dans la région lombaire, qu'on attribuait à une suppuration du rein, parce qu'elle rendait du pus par les urines, on trouva le rein droit dans son état naturel, et l'ovaire du même côté en suppuration, et adhérent à la vessie dans laquelle le pus s'écoulait par une ouverture commune à ces deux organes.

Il ne paraîtra plus étonnant de voir se former des dépôts à l'ombilic, aux aines et aux extrémités inférieures, à la suite de quelques accouchemens; il n'est pas de praticien qui n'en ait rencontré quelques-uns, et j'en ai vu plusieurs: il ne reste plus de doute sur la cause qui les a produits, ni sur la matière qui en sort. Ma pratique ne m'a point offert de cas de dépôts à l'ombilic, qui sont assez rares, et j'emprunte le suivant du Medical Commentaries, vol. 4, page 445, donné par James Carmichaël, chirurgien à Glascow.

"Jeanne Hillam, âgée de dix-neuf ans, accoucha, de son premier enfant, le 12 juillet 1770, après 24 heures d'un travail pénible; elle fut délivrée immédiatement après que l'en-

(1) Lussus. path., abcès du ventre, tom. I, p. 135.

fant fut né, et l'accoucheur fit des efforts pour extraire le placenta. Les lochies ne furent point abondantes; elle était d'ailleurs assez bien. Le 17 elle resta levée toute la journée et ne se plaignit de rien jusqu'à minuit; elle éprouva alors une grande faiblesse dans la région précordiale, des sueurs abondantes, des vomissemens continuels, des selles fréquentes avec tranchées; à tous ces symptômes se joignit une tumeur assez étendue vers l'ombilic qui était enflammé, et par lequel il s'évacua, le 30, environ quatre livres de matière. Dès cet instant tous les symptômes se calmèrent, les lochies devinrent plus abondantes.

Je ne vis la malade, pour la première fois, que le 14 août. Elle avait rendu tous les jours à-peu-près quatre onces de pus par l'ombilic pendant assez long-temps : lorsque je la vis, l'écoulement était beaucoup diminué, les lochies continuaient. Elle se plaignait alors d'une grande faiblesse et sur-tout d'une douleur au bas-ventre qui la forçait de marcher courbée; elle n'avait point d'appétit, elle avait des nausées et éprouvait des défaillances de temps en temps, et une soif continuelle. Depuis le 30 juillet, époque à laquelle avait commencé l'évacuation du pus par l'ombilic, elle ne pouvait rester couchée que sur le côté droit. Son pouls était petit et accéléré. Quelques médicamens qu'on lui avait prescrits ne lui procurèrent aucun soulagement. J'abandonnai cette guérison à la nature et ne prescrivis aucun remède.

Quand je vis la malade pour la seconde fois, en novembre, il n'y avait plus d'écoulement de pus par l'ombilic, et la femme commençait à se rétablir. J'eus occasion de la voir encore en janvier 1771 : elle était bien, mais ne pouvait point se coucher sur le côté. M.r Demanet m'a communiqué un cas semblable, et la dame qui fait le sujet de son observation se porte très-bien. Il a abandonné aussi la cure à la nature.

Il survient aux femmes enceintes ou nouvellement accouchées, des engorgemens, des enflures, des œdèmes des extrémités inférieures, qui ont des causes différentes. L'œdème qui commence pendant la grossesse est dû à la compression des vaisseaux iliaques, qui occasionne une suppression d'absorption de la part des lymphatiques, qui sont eux-mêmes comprimés. Kruisank et Morgagni ont vu les vaisseaux absorbans du voisinage des cavités qui avaient été blessées, produire les mêmes accidens. Cet œdème commence par les pieds et remonte jusqu'au bassin ; la figure même devient quelquefois œdemaciée, et cette affection qui commence pendant la grossesse, continue quelquefois après l'accouchement, si les mêmes causes subsistent.

Tout le monde connaît l'espèce de leucophlegmatie qui survient après les grandes pertes ; nous n'en parlerons point.

Il est une autre espèce de gonflement blanc des extrémités, qui occupe le tissu cellulaire et qui est occasionné par l'exhalation séreuse des membranes, et même par une matière suppurée ténue, qui se fraie une route par l'anneau ou l'arcade crurale, et filtre au moyen du tissu cellulaire dans l'extrémité inférieure.

Ceux de ces engorgemens qui sont dus à l'accouchement se guérissent souvent avec assez de facilité : cette hydropisie partielle tient à une sorte d'atonie qui se dissipe quand les forces reviennent. Nous avons vu que l'évacuation de quelques dépôts peut se faire par les urines, les selles, au moyen de la résorption ; si le pus sorti par les urines conserve sa couleur, c'est une preuve que la matière s'est fait jour de la matrice où elle s'était formée dans la vessie ou le rectum, au moyen d'une adhérence et d'une ouverture qui communique de l'utérus à la vessie ou au rectum ; quand il en arrive ainsi, il sort d'abord par les selles une matière semblable à du blanc d'œuf, et bientôt après de la suppuration, si l'évacuation doit s'en faire par le rectum. Quelquefois aussi des sueurs terminent la maladie quand elle n'est que légère.

GONFLEMENT BLANC

DES EXTRÉMITÉS INFÉRIEURES.

Parmi toutes les suites de couche, je me suis spécialement attaché à celles qu'on attribue au lait; et le gonflement blanc, que les allemands appellent œdème laiteux, m'a paru mériter attention. Il y a long-temps que Charles White et Trye l'on décrit. Je suivrai Denman dans la description de cette maladie : cet article ne se trouve point dans la traduction qu'on a donnée de son ouvrage sur les accouchemens. Le gonflement blanc des extrémités inférieures des nouvelles accouchées ne paraît pas dépendre du travail, puisqu'il survient à celles qui ont eu un accouchement facile, comme à celles chez qui il a été laborieux; il n'y a point de signe pendant la grossesse qui puisse le faire présumer, tous les tempéramens y sont également sujets; il n'est point de classe qui en soit exempte, il a lieu dans toutes les saisons, il attaque les fortes comme les faibles, celles qui ont eu des pertes comme celles qui n'en ont point eu, celles qui ont des lochies abondantes comme celles qui n'en ont pas beaucoup, celles qui n'ont point de lait, celles qui en ont peu comme celles qui en ont beaucoup. Ce gonflement arrive quelquefois après les avortemens où il ne s'est point fait de secrétion de lait. Il a lieu dans toutes les saisons indifféremment.

Cette maladie paraît dépendre de quelque particularité qui a lieu par ou après le travail. Avant qu'on n'aperçoive aucun gonflement ni aucune douleur dans l'extrémité qui en est atteinte par la suite, la femme devient très-irritable et abattue, sans cause manifeste; elle se plaint de douleurs passagères dans la région de la matrice, et c'est souvent cela (1) seul qui annonce la maladie qui n'arrive pas à une époque fixe après l'accouchement. On la voit survenir depuis le 5.e ou 6.e jour, jusqu'à la 3.e ou 4.e semaine après la délivrance, plutôt ou plus tard; les premières parties qui en sont atteintes sont l'aine, les grandes lèvres, la cuisse, et enfin la jambe.

Ce gonflement d'un blanc mat est répandu d'une manière égale sur tout le membre; il est plus ferme et plus dur que l'anasarque, que celui qui a lieu dans le tissu cellulaire, et ressemble assez à celui qui survient après la piqûre de la vipère; il ne diminue point par la position horisontale; il n'est pas si froid dans toutes les périodes de la maladie; le doigt n'y laisse point d'impression; il n'en sort point de liquide par les piqûres faites avec la lancette; il ne se termine jamais par la suppuration, et ne laisse après la guérison d'autre incommodité

---

(1) Denman, practice of mid-wif, vol. 2, sect. III, p. 593.

que celle d'une légère enflure après une marche forcée.

Peu de temps après que le gonflement a paru, les femmes éprouvent quelquefois tout d'un coup une vive douleur au gras de la jambe, au jarret, à la cuisse, qui s'étend jusqu'au talon en suivant le trajet des lymphatiques, se fait sentir dans l'aine et occasionne une douleur sourdre au bas-ventre. L'extrémité est douloureuse au moindre tact, sur-tout dans les endroits où il y a des glandes. La femme est pâle, et ses vaisseaux paraissent presque vides de sang. La maladie se dissipe après dix ou douze jours de durée; cependant le gonflement dure quelquefois plus long-temps, et le mal n'est plus que local. Quoique cette maladie inquiète beaucoup la malade et ceux qui l'entourent, on peut dire qu'elle n'est point dangereuse, et je ne l'ai jamais vue avoir des suites funestes. Il paraît que ce sont les glandes inguinales qui sont les premières affectées, et que le gonflement qui vient ensuite est occasionné par l'obstacle que trouve la lymphe pour passer à travers les glandes.

Il ne paraît pas invraisemblable que l'obstruction des glandes du bassin puisse occasionner cet accident; et si nous observons bien la structure des glandes iliaques internes et externes, les vaisseaux lymphatiques qui les traversent et qui vont du bassin aux extrémités en passant à l'aine, et leur augmentation de volume pendant la grossesse, cet événement s'expliquera encore plus facilement. La lésion des vaisseaux, différens dans l'opération de la taille, et leur cicatrice, occasionnent le gonflement des testicules chez les taillés; pourquoi la lésion des lymphatiques, leur état maladif, leur obstruction ne pourraient-ils pas occasionner le gonflement blanc des extrémités chez les nouvelles accouchées? Il serait plus vraisemblable que cela fut ainsi, que d'en attribuer la cause au lait qu'on veut amener dans ces parties.

DÉPÔTS LAITEUX AUX SEINS.

Les seuls dépôts laiteux qui puissent avoir lieu et qui arrivent aux seins, sont communs aux nouvelles accouchées et aux nourrices; ils sont le plus ordinairement occasionnés par l'impression de l'air froid sur le sein, et les femmes qui ont des crevasses quand elles commencent à allaiter en sont menacées. Ces dépôts sont douloureux, ils occasionnent la fièvre qui dure quelquefois long-temps, et altère profondément la santé de la femme.

Il n'est pas rare de voir cette maladie durer plusieurs mois, et peut-être elle dégénère en cancer plus souvent qu'on ne l'a cru. Quoique la femme n'éprouve plus depuis long-temps aucune douleur dans les glandes du sein qui sont restées engorgées après la guérison des abcès, cette glande grossit et devient à la longue sensible à l'impression du froid ; la chaleur soulage la douleur. La femme est sans crainte sur les suites ; cependant la maladie fait insensiblement des progrès, et l'engorgement augmente. Les vaisseaux laiteux et les glandes qui secrètent le lait forment la plus grande partie du sein ; leur augmentation de volume, occasionnée par le lait grumelé qui y a séjourné, comprime les parties qui les environnent ; ces parties perdent peu-à-peu leur ton, et deviennent dures ; le tissu (1) cellulaire et la membrane adipeuse, qui les composent, s'engorgent et durcissent : c'est cette dureté dont la résolution est le plus difficile, qui est le signe caractéristique d'un cancer commençant. Soit que nous considérions la suite des dépôts laiteux aux seins comme une maladie des glandes mammaires ou des vaisseaux laiteux dont le volume est augmenté, ou comme une maladie du tissu cellulaire et de la substance adipeuse, il est possible et à craindre que dans les deux suppositions il ne survienne un cancer.

De tous les accidens dont nous venons de parler, il en est beaucoup qui sont dus aux mauvaises manœuvres. Un accoucheur d'un très-grand mérite m'a dit que dans les commencemens de sa pratique, il rencontrait beaucoup plus de dépôts à la suite des couches que les années suivantes, en observant la même

(1) Edimbourg, practice Milk abcès.

proportion de premiers accouchemens sur un nombre égal d'accouchées : ce qu'il dit m'est prouvé depuis long-temps.

La plupart des grands quadrupèdes, ceux qui ont le plus de lait, ont les mamelles situées très-près du bassin; ceux qui ont perdu leurs petits, peu de temps après avoir mis bas, devraient éprouver tous les inconvéniens attribués au lait : les vices de conformation sont rares chez eux, ils mettent bas seuls et sans secours, et n'ont que peu d'accidens.

CURE.

Pour porter un diagnostic sûr, et établir un traitement convenable, le médecin ne doit pas toujours se fier aux symptômes les plus saillans qui détourneraient son attention : en effet, s'il s'attache seulement au symptôme du lait disparu des seins, sans en chercher la cause, il ne saurait porter qu'un mauvais jugement et un diagnostic faux, puisque ce n'est qu'un effet et non une cause. Quoique les symptômes apparens que nous présentent les maladies se tirent en général de la lésion des fonctions de l'économie animale, et que par-là ils nous indiquent communément quelle est la partie où siége le mal, il est par-fois difficile et même impossible de déterminer quel est l'organe qui est réellement lésé, et s'il est le seul. Si donc on traite la maladie pour une (1) phlegmasie, n'est-il pas important de connaître quel est le point précis de son siége? Il faut aussi distinguer les maladies universelles des affections locales, car quelquefois une affection locale peut déterminer une affection universelle; c'est ce qui arrive lors de la fièvre puerpérale. Quand une nouvelle accouchée est atteinte de fièvre, il ne faut point oublier que la faiblesse est presque toujours le symptôme (2) dominant; le médecin qui n'est point accoucheur sera nécessairement embarrassé dans un cas de cette nature : il y a pour lui deux indications différentes et opposées, celle d'une inflammation qu'il croit avoir à combattre et qu'il juge en raison de l'accélération du pouls, celle d'une faiblesse réelle qui est la suite du travail et de tout ce qui a pu compliquer l'accouchement.

Si la faiblesse est considérable, et que le médecin ordonne une diète sévère ou des remèdes débilitans, elle doit nécessairement augmenter. Ce serait cependant trop hasarder que d'attribuer tous les accidens à cette cause : ceux qu'occasionnent les violences faites à la matrice ne demandent souvent d'autre soin que celui d'attendre que l'espèce de plaie qu'elle éprouve passe par tous les degrés qui l'amènent à la guérison. Il faut donc que le médecin, en

(1) Pinel.

(2) Quarin, de febr., cap. XII, p. 13.

semblable

semblable cas, comme le dit *Heberdem*, entreprenne la cure de la fièvre puerpérale avec la même confiance que celle de toute autre fièvre, sans s'arrêter à toutes les théories, et qu'il combatte les symptômes à mesure qu'ils paraissent. C'est le bas-ventre et l'état des forces de l'accouchée qui doivent sur-tout fixer son attention. Il ne saignera jamais, ou du moins que rarement, puisque les maladies des femmes en couche ne sont presque jamais inflammatoires; la saignée augmente la faiblesse sans diminuer l'espèce particulière d'inflammation qui a lieu dans cette circonstance. Les relâchans occasionnent des sueurs trop abondantes ou des selles; les échauffans augmentent l'irritation. Le régime des femmes en couche doit se composer de bouillons nourrissans, de mucilagineux. Les inflammations des viscères qui sont une suite de l'accouchement, doivent se traiter de la même manière.

L'empirisme a ourdi, je ne sais comment, une sorte de cure anti-laiteuse qui n'est basée que sur la fausse idée de lait répandu; aussi l'événement a-t-il presque toujours démenti le système qui l'abusait. Proclamer un remède universel contre les suites de couche, n'est-ce point avouer hautement qu'on ignore les causes qui ont pu y donner lieu? Observons bien, et l'indication des remèdes convenables se présentera d'elle-même. La routine n'a que trop souvent conduit le médecin dans le traitement de ces maladies, et ces cures, fondées sur les évacuans, les sudorifiques, dans la vue de faire couler le lait, ont dû être bien souvent l'opposé de ce qu'il fallait faire. Les évacuans sont tous anti-laiteux, et il n'y a pas plus de spécifique pour les maladies laiteuses que pour la goutte. Les épanchemens lymphatiques et puriformes qu'on observe après la mort des malades, mettent en évidence l'inefficacité des moyens employés pour les prévenir ou les dissiper quand ils existaient; et si l'émétique ou l'hipecacuanha, donné à petite dose, a eu du succès dans les cas de fièvre puerpérale, ce n'est point comme évacuant qu'il a agi, mais bien par l'irritation qu'il a procurée à la portion des intestins qui correspondent à la matrice dont elle a facilité le dégorgement.

Il faut donc que le médecin prescrive à la malade des boissons calmantes et un peu mucilagineuses, et si la diarrhée est trop forte, quelque potion mucilagineuse pour lubrifier les intestins; des émolliens appliqués sur le ventre en appaisent la douleur et servent à faciliter l'écoulement des lochies. Des flanelles imbibées d'eau chaude et arrosées d'esprit de vin, sont un bon moyen pour remédier au météorisme du bas-ventre; le kina, entre les mains de l'homme instruit, sera un des plus grands moyens qu'il puisse employer; c'est au médecin à le prescrire dans le moment où il est indiqué: je l'ai employé souvent avec bien du succès, surtout dans les fièvres intermittentes à la suite des couches qui seraient devenues continues sans lui ; il m'a réussi dans les cas de faiblesse occasionnée par les grandes pertes. Outre tous ces avantages, il a celui de diminuer l'affluence du pus dans les parties affaiblies où il s'accumule par défaut de réaction.

Comme le liquide provenant de la résorption du lait ne peut être considérable, il ne peut occasionner qu'une légère pléthore qui se termine par les sueurs le plus ordinairement : pour diminuer le lait, il suffit de diminuer les alimens, qui sont, avec la succion entretenue, un des plus grands moyens d'augmenter cette secrétion.

Les légers purgatifs, en agaçant les ouvertures des vaisseaux lymphatiques qui laissent fluer leurs liquides dans les intestins, diminuent l'affluence du chile, et de proche en proche les vaisseaux mammaires se dégorgent. Les nourrices (1), atteintes de fièvre intermittente, perdent leur lait ; leur sein s'affaisse et ne donne plus qu'une sérosité ; si la fièvre est guérie, le lait revient, les seins se relèvent, s'emplissent, si elles continuent le kina : les femmes même chez qui les seins étaient restés vides de lait pendant plusieurs semaines, en gagnent de nouveau quand (2) elles sont bien rétablies ; et je n'ai jamais vu d'autre accident produit par l'interruption instantanée du lait par la fièvre, que des dépôts aux seins.

Si on a vu des gonflemens, des dépôts même

(1) Strack. de febrib.
(2) Ibid.

se dissiper par les purgatifs, c'est parce que ces remèdes, en évacuant les lymphatiques, ont ont aussi évacué la matière prise par les absorbans, et il arrive dans ce cas ce qui arrive après les diarrhées colliquatives à la suite desquelles ont disparu des dépôts qui, par la résorption, s'étaient évacués par les selles ou les urines. Il est donc inutile de se tourmenter pour trouver des moyens de dissiper le lait d'une femme qui en a peu ou point par la raison qu'elle a la fièvre, ou de celle qui n'allaite point, puisque la secrétion cesse dès qu'elle devient inutile; et il est d'usage que plus une femme s'éloigne de l'époque de la couche, moins on est inquiet sur ce qu'il lui arrivera si elle cesse d'allaiter.

Les dépôts qui viennent par-tout ailleurs qu'aux seins ne doivent point s'ouvrir; des praticiens recommandables ont sur-tout conseillé de ne jamais ouvrir ceux de l'ombilic, et l'expérience a prouvé que leur ouverture était toujours funeste : il est reçu en principe que l'ouverture des dépôts près la cavité du bas-ventre doit être très-petite, et que la nature, en la menageant ainsi, a paré aux accidens que peut occasionner le contact de l'air dans cette cavité; l'autorité de Hunter, qui dit en avoir ouvert plusieurs dans ce cas, toute respectable qu'elle est, ne peut annuller celle des accoucheurs célèbres qui se sont bien trouvés en abandonnant ces dépôts à la nature.

L'anasarque à la suite des couches, ainsi que le gonflement des extrémités, suppose toujours un défaut de ton auquel il faut remédier par des moyens appropriés ; de légers évacuans, avant les toniques et le kina, conviennent à la leucophlegmatie à la suite des pertes ; les pillules de Backer à celle qui a commencé avant l'accouchement.

Dans l'opinion que nous avons émise sur le gonflement blanc, *œdème laiteux*, qui a pour cause la lésion ou une affection morbifique des lymphatiques, nous devons régler la cure sur les symptômes, puisqu'il ne peut guérir subitement ; j'essaye donc de les combattre autant qu'il est en mon pouvoir ; et comme la faiblesse et l'irritabilité sont les symptômes dominans, je soutiens les forces de la malade par les roborans et sur-tout le vin ; les opiatiques me servent à calmer les douleurs et faire cesser l'irritabilité. Quant aux remèdes locaux, le meilleur liniment est un gros de camphre dissous dans une once d'huile d'olives, ou bien l'huile de macis mêlée avec suffisante quantité d'huile d'amandes, dont on frotte les parties les plus douloureuses : ces moyens sont les seuls qui aient quelque succès, encore n'en ont-ils pas toujours.

Les saignées locales, les vésicatoires ne me paraissent point convenables dans cette circonstance ; quelques doux laxatifs (1) m'ont paru indiqués, et si la faiblesse subsiste et que le gonflement devienne chronique, le kina, la

(1) Denman.

cascarille sont indiqués, si on leur joint la magnésie vitriolée, ou bien on donne le soir un grain de calomelas pour faciliter les selles.

Quoique la fièvre ait cessé, et que la malade soit bien, le gonflement résiste et dure quelquefois long-temps. On a conseillé, dans ce cas, les linimens volatils et des petits vésicatoires sur les glandes les plus engorgées.

Comme dans ma pratique j'ai suivi le traitement de Denman, ce que j'en dis est pris de son ouvrage sur les accouchemens.

CURE DES DÉPÔTS LAITEUX AUX SEINS.

Il faut, dès le commencement de la maladie, tenter la résolution de ces tumeurs, à moins qu'on ne s'aperçoive que la suppuration est inévitable, et alors il faut la favoriser. Pour parvenir à la résolution des tumeurs formées par le lait grumelé, les cataplasmes de mie de pain avec le vinaigre ou l'eau de Goulard sont très-convenables; si la suppuration est apparente, il faut employer les émolliens, auxquels on ajoute les têtes de pavot, qui calment la douleur. Il est bon cependant de ne pas continuer trop long-temps les émolliens; leur usage, trop prolongé, relâche trop; les parties perdent leur ton, et par défaut de réaction il se forme de nouveaux dépôts: il est bon, quand l'inflammation est passée et que les dépôts sont vidés, de fomenter les seins avec une dissolution composée de trois onces de sel ammoniac dans une pinte d'eau à laquelle on ajoute quelque liqueur spiritueuse, telle que l'eau de la reine de Hongrie.

Cette dissolution doit être tiède; on en imbibe des compresses qu'on doit renouveler de temps en temps; par ce moyen, les grumeaux se dissipent, et le lait devenu liquide s'échappe plus aisément par le mammelon, ou est résorbé avec plus de facilité par les veines. Je me suis servi plusieurs fois de la lotion suivante avec succès :

℞ Capit. papav. contus. n.° xij.
Flor. samb. manip. ij.
Coq. in aq. cois. lib. ij.
Colat. liquor. adde.
Ammon. muriat. iij.
Spirit. vin. camph. j.

Quand l'engorgement des glandes persiste, l'onguent mercuriel réussit à le dissiper.

Tout ce qu'on a dit en faveur de l'ouverture des dépôts laiteux aux seins par l'instrument, ne saurait prouver l'utilité de cette pratique. Quand on laisse ce soin à la nature, elle forme cinq ou six ouvertures assez grandes au moyen des escarres qui se détachent, par où la matière s'écoule avec plus de facilité qu'elle ne l'eût fait par l'ouverture faite avec la lancette; il vaut donc mieux favoriser la suppuration par tous les moyens indiqués : je me suis toujours bien trouvé de cette méthode.

CONCLUSION.

Je ne prétends point au mérite d'une découverte : j'ai cru que ce serait un temps bien employé que de rassembler les idées éparses de divers auteurs sur les maladies de la couche (1). J'ai tiré de cet ensemble cette conclusion naturelle : *il n'existe de dépôts laiteux qu'aux seins.*

J'ai pensé que, ce que l'anatomie, la physiologie, l'expérience et le raisonnement, démontrent, devait être prouvé pour ceux qui sont sans préjugé, puisque ceux-là même ne croyent point aux laits répandus.

(1) C'est par oubli que le Recueil périodique de la Société de Méd. n'a pas été cité plusieurs fois.

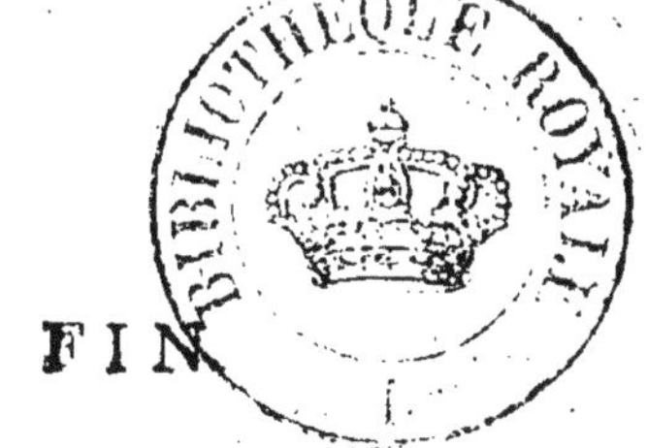

FIN.

www.ingramcontent.com/pod-product-compliance
Ingram Content Group UK Ltd.
Pitfield, Milton Keynes, MK11 3LW, UK
UKHW020433230726
13925UKWH00004B/1710